CANCER DE LA VESSIE

Causes, diagnostic, traitement et stratégies de survie

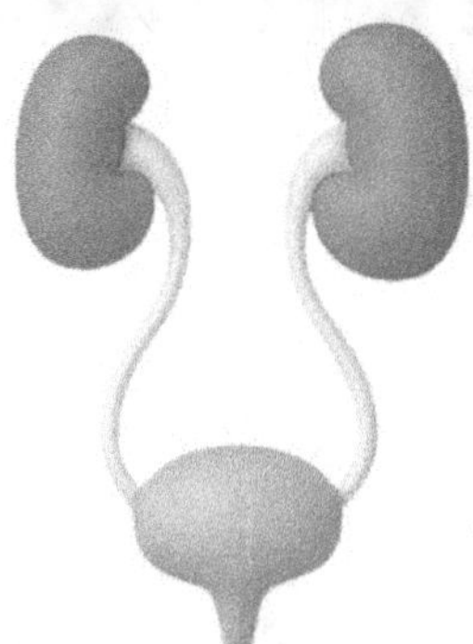

Dr. Catherine Davis

Table des matières

Introduction 5

   Comprendre la vessie 5

   Aperçu du cancer de la vessie 6

Chapitre 1 : Causes et facteurs de risque 11

   Facteurs génétiques 11

   Facteurs environnementaux 13

   Facteurs liés au mode de vie 15

Chapitre 2 : Signes et symptômes 17

   Signes d'alerte précoces 17

   Symptômes avancés 19

   Tests diagnostiques 21

Chapitre 3 : Types et stades du cancer de la vessie 25

   Cancer de la vessie non invasif 25

   Cancer invasif de la vessie 27

   Systèmes de mise en scène 29

Chapitre 4 : Options de traitement 33

   Chirurgie 33

   Chimiothérapie 35

   Immunothérapie 36

   Radiothérapie 38

Thérapie ciblée 40

Chapitre 5 : Gérer les effets secondaires 43

Faire face aux effets secondaires du traitement 43

Soins de soutien 46

Chapitre 6 : Vivre avec un cancer de la vessie 51

Modifications du mode de vie 51

Bien-être émotionnel 54

Ressources d'assistance 57

Chapitre 7 : Survie et soins de suivi 61

Surveillance à long terme 61

Mesures préventives 64

Gestion des récidives 67

Chapitre 8 : Progrès dans la recherche sur le cancer de la vessie 71

Thérapies émergentes 71

Essais cliniques 75

Chapitre 9 : Histoires personnelles d'espoir et de résilience 81

Points de vue des patients 81

Expériences des soignants 84

Conclusion 89

Introduction

Comprendre la vessie

La vessie, un organe creux situé dans le bassin, joue un rôle essentiel dans le système urinaire. Son rôle principal est de retenir l'urine produite par les reins avant son élimination. Structurellement, la vessie est formée de plusieurs couches de tissus, notamment la paroi interne appelée urothélium, des couches musculaires et du tissu conjonctif externe.

Pendant la miction, les muscles de la vessie se contractent, libérant l'urine par l'urètre. Ce mécanisme est régulé par une interaction complexe de nerfs et de muscles, garantissant un fonctionnement efficace de la vessie. Toute interruption de ce système sophistiqué peut entraîner de nombreux troubles liés à la vessie, notamment des infections, l'incontinence urinaire et, plus particulièrement, le cancer de la vessie.

Aperçu du cancer de la vessie

Le cancer de la vessie est une tumeur qui se développe dans les cellules de la muqueuse vésicale. Il s'agit de l'une des tumeurs malignes les plus fréquentes affectant le système urinaire, avec des milliers de nouveaux cas détectés chaque année dans le monde. Si le cancer de la vessie peut se développer à tout âge, il est plus fréquent chez les personnes âgées, en particulier celles de plus de 55 ans.

La cause exacte du cancer de la vessie est généralement complexe et implique une combinaison de prédispositions génétiques, d'expositions environnementales et de facteurs liés au mode de vie. L'exposition chronique à certains cancérigènes, comme la fumée de tabac, les produits chimiques industriels et certains produits pharmaceutiques, a été associée à un risque accru de développer un cancer de la vessie.

Le cancer de la vessie se manifeste généralement par des symptômes tels que du sang dans les urines (hématurie), des mictions fréquentes, des douleurs pendant la miction et un inconfort pelvien. Cependant, le cancer dc la vessie à un stade précoce peut être asymptomatique et identifié accidentellement lors de tests ou de dépistages médicaux normaux.

Le diagnostic du cancer de la vessie implique généralement une combinaison d'examen des antécédents médicaux, d'un examen physique, de techniques d'imagerie (telles que l'échographie, la tomodensitométrie ou l'IRM) et d'analyses urinaires (y compris la cytologie urinaire et la culture urinaire). Le diagnostic définitif implique parfois une technique appelée cystoscopie, dans laquelle un tube fin et flexible doté d'une caméra est introduit dans la vessie pour examiner toute anomalie et prélever des échantillons de tissus pour une biopsie.

Une fois identifiée, l'approche thérapeutique du cancer de la vessie dépend de nombreux aspects, notamment du stade et du grade du cancer, ainsi que de l'état de santé général et des préférences du patient. Les options de traitement peuvent inclure la chirurgie, la chimiothérapie, l'immunothérapie, la radiothérapie ou une combinaison de ces méthodes.

Malgré des progrès considérables dans les choix thérapeutiques, le cancer de la vessie peut être difficile à gérer, en particulier dans les situations de maladie avancée ou récurrente. Par conséquent, les efforts de recherche en cours se concentrent sur l'établissement de nouvelles options thérapeutiques, l'amélioration des outils de détection précoce et l'amélioration des résultats globaux pour les patients.

Dans les parties suivantes, nous examinerons plus en détail les causes, les facteurs de risque, les signes et symptômes, les outils de diagnostic, les options de traitement et les mesures de survie liés au cancer de la vessie, en cherchant à fournir des informations approfondies sur cette maladie complexe.

Chapitre 1 : Causes et facteurs de risque

Facteurs génétiques

Les facteurs génétiques ont une influence clé dans la prédisposition des individus au cancer de la vessie. Plusieurs anomalies et variantes génétiques ont été identifiées qui peuvent accroître la propension d'un individu à développer un cancer de la vessie. Ces changements génétiques peuvent perturber plusieurs voies biologiques impliquées dans les systèmes de développement cellulaire, de prolifération et de réparation de l'ADN.

Par exemple, des mutations dans des gènes codant pour des protéines impliquées dans les mécanismes de réparation de l'ADN, tels que les gènes suppresseurs de tumeurs TP53 et RB1, ont été impliquées dans la croissance du cancer de la vessie.

De plus, les modifications des gènes associées à la régulation du cycle cellulaire, à l'apoptose et aux voies de réponse immunitaire peuvent contribuer à l'initiation et à la progression du cancer de la vessie.

Les antécédents familiaux jouent également un rôle clé dans la détermination du risque de cancer de la vessie. Les personnes appartenant à une famille au premier degré (parent, frère ou sœur ou enfant) qui ont eu un cancer de la vessie courent un risque élevé de contracter elles-mêmes la maladie. Cela montre une composante héréditaire potentielle dans la susceptibilité au cancer de la vessie, mais des mécanismes génétiques particuliers à l'origine de cas de cancer de la vessie familial sont encore à l'étude.

Facteurs environnementaux

Les expositions environnementales à des produits chimiques cancérigènes constituent un facteur de risque important pour le développement du cancer de la vessie. L'exposition professionnelle à certains produits chimiques et poisons est particulièrement remarquable à cet égard. Les travailleurs des secteurs tels que la fabrication du caoutchouc, la teinture textile, la production chimique et l'imprimerie courent un risque accru de cancer de la vessie en raison de l'exposition à des produits chimiques tels que les amines aromatiques, le benzène et l'arsenic.

Le tabagisme est un autre facteur de risque environnemental bien établi du cancer de la vessie. La fumée de tabac contient divers agents cancérigènes, notamment des amines aromatiques et des hydrocarbures aromatiques polycycliques, qui peuvent être absorbés dans la circulation sanguine et éliminés dans l'urine. Ces cancérogènes entrent en contact étroit avec la muqueuse de la vessie, augmentant ainsi le risque de lésions de l'ADN et de transformation maligne des cellules de la vessie.

D'autres facteurs environnementaux liés au risque de cancer de la vessie comprennent l'exposition à certains médicaments, tels que le cyclophosphamide et la phénacétine, ainsi que les infections récurrentes des voies urinaires et l'inflammation de la vessie. De plus, l'ingestion d'eau contaminée et l'exposition à l'arsenic présent dans l'eau potable ont été associées à un risque accru de cancer de la vessie dans certaines régions géographiques.

Facteurs liés au mode de vie

Plusieurs variables liées au mode de vie ont été impliquées dans le développement du cancer de la vessie. De mauvaises habitudes alimentaires, caractérisées par une faible consommation de fruits et légumes et une forte consommation d'aliments transformés, peuvent contribuer à un risque accru de cancer de la vessie. Il a été démontré qu'une alimentation riche en antioxydants et en composés phytochimiques présente des avantages préventifs contre le développement du cancer, notamment du cancer de la vessie.

La déshydratation chronique et un faible apport hydrique peuvent potentiellement jouer un rôle dans le risque de cancer de la vessie. Une hydratation insuffisante peut entraîner une concentration de l'urine, ce qui peut augmenter la concentration et la durée d'exposition des cellules de la vessie aux cancérogènes présents dans l'urine.

De plus, l'obésité et l'inactivité physique ont été associées à un risque accru de cancer de la vessie. Le tissu adipeux libère des cytokines et des hormones inflammatoires qui peuvent favoriser la croissance et la progression des tumeurs. De plus, les personnes en surpoids ou obèses peuvent présenter des anomalies dans les voies de signalisation de l'insuline, ce qui pourrait conduire au développement d'un cancer.

Le cancer de la vessie est une maladie complexe provoquée par un mélange de facteurs héréditaires, environnementaux et liés au mode de vie. Comprendre ces facteurs de risque est essentiel pour mettre en œuvre des mesures préventives et créer des interventions adaptées afin de réduire le fardeau du cancer de la vessie sur les individus et la société dans son ensemble.

Chapitre 2 : Signes et symptômes

Signes d'alerte précoces

Reconnaître les signaux d'alerte précoces du cancer de la vessie est essentiel pour un diagnostic et un traitement rapides. Bien que les symptômes puissent varier d'une personne à l'autre, certains marqueurs précoces fréquents comprennent :

1. Hématurie (sang dans l'urine) : L'une des indications précoces les plus courantes du cancer de la vessie est la présence de sang dans les urines (hématurie). Cela peut apparaître sous forme d'urine rose, pourpre ou de couleur cola et peut survenir occasionnellement ou fréquemment.

2. Modifications des habitudes urinaires : Les personnes atteintes d'un cancer de la vessie peuvent souffrir de changements dans leurs habitudes urinaires, telles qu'une fréquence accrue des mictions, une urgence (envie soudaine et intense d'uriner) et une dysurie (miction douloureuse).

3. Douleur ou inconfort pelvien : Certaines personnes peuvent ressentir des douleurs ou un inconfort pelvien, qui peuvent varier de légers à graves et peuvent être chroniques ou intermittents.

4. Infections des voies urinaires (IVU) : Les infections récurrentes des voies urinaires, surtout en l'absence d'autres facteurs de risque, peuvent être un indicateur précoce d'un cancer de la vessie. Les infections urinaires qui ne répondent pas aux traitements de routine ou qui surviennent fréquemment doivent demander une évaluation plus approfondie.

5. Perte de poids inexpliquée : Dans certaines circonstances, une perte de poids inexpliquée peut survenir à la suite de changements métaboliques liés au cancer ou d'une diminution de l'appétit due à un inconfort ou à une souffrance.

Symptômes avancés

À mesure que le cancer de la vessie se développe, les symptômes peuvent devenir plus importants et inclure :

1. Hématurie sévère : Un cancer de la vessie avancé peut provoquer des saignements importants dans l'urine, entraînant des caillots sanguins visibles ou une anémie (faible nombre de globules rouges).

2. Miction douloureuse : À mesure que la tumeur se développe et obstrue les voies urinaires, les patients peuvent ressentir un inconfort accru ou une sensation de brûlure pendant la miction.

3. Douleurs pelviennes ou dorsales : Un cancer de la vessie avancé peut produire des douleurs pelviennes ou dorsales qui peuvent s'intensifier avec le temps et peuvent s'accompagner d'autres symptômes tels que des douleurs osseuses (si le cancer s'est propagé aux os).

4. Obstruction urinaire : Dans certaines circonstances, le cancer de la vessie peut restreindre le débit urinaire, entraînant une rétention urinaire (incapacité de vider complètement la vessie), ce qui peut provoquer une gêne et augmenter le risque d'infections des voies urinaires.

5. Gonflement du bas des jambes : Un gonflement (œdème) dans le bas des jambes peut survenir si le cancer de la vessie obstrue l'écoulement de l'urine, entraînant une rétention d'eau et une altération de la fonction rénale.

Tests diagnostiques

Plusieurs tests de diagnostic peuvent être effectués pour évaluer les personnes chez lesquelles on soupçonne un cancer de la vessie. Ceux-ci peuvent inclure :

1. Analyse d'urine : Un simple test d'urine peut révéler la présence de sang, de cellules anormales ou d'autres composés pouvant suggérer un cancer de la vessie.

2. Études d'imagerie : Des tests d'imagerie tels que l'échographie, la tomodensitométrie (TDM), l'imagerie par résonance magnétique (IRM) ou la pyélographie intraveineuse (IVP) peuvent être utilisés pour examiner la vessie et les structures environnantes et détecter toute anomalie.

3. Cystoscopie : Une cystoscopie est une technique dans laquelle un tube fin et flexible contenant une caméra (cystoscope) est introduit dans la vessie par l'urètre. Cela permet au clinicien de visualiser directement l'intérieur de la vessie et d'effectuer une biopsie (échantillon de tissu) si des anomalies sont identifiées.

4. Biopsie : Au cours de la cystoscopie, un échantillon de tissu (biopsie) peut être obtenu à des endroits douteux de la vessie pour un examen plus approfondi au microscope. Cela permet de confirmer le diagnostic de cancer de la vessie et de définir son type et son stade.

5. Cytologie urinaire : La cytologie urinaire comprend l'examen d'échantillons d'urine au microscope pour rechercher des cellules anormales excrétées par la muqueuse de la vessie. Bien qu'elle ne soit pas aussi sensible que d'autres tests, la cytologie urinaire peut faciliter la détection du cancer de la vessie, en particulier dans les cas de tumeurs de haut grade.

Reconnaître les signes et symptômes du cancer de la vessie, en particulier à ses débuts, est essentiel pour un diagnostic et un traitement rapides. Les tests diagnostiques jouent un rôle important dans la vérification de la présence d'un cancer de la vessie et dans l'orientation des choix thérapeutiques optimaux. Une détection et des soins précoces peuvent améliorer considérablement les résultats pour les personnes touchées par cette maladie.

Chapitre 3 : Types et stades du cancer de la vessie

Cancer de la vessie non invasif

Le cancer de la vessie non invasif fait référence à des tumeurs limitécs à la paroi interne de la vessie (urothélium) et qui n'ont pas infiltré la couche musculaire ou les tissus adjacents. Cette forme de cancer de la vessie est souvent classée comme cancer de la vessie non invasif sur le plan musculaire (NMIBC) ou carcinome in situ (CIS).

1. Cancer de la vessie non invasif sur le plan musculaire (NMIBC) : Le NMIBC représente la majorité des cas de cancer de la vessie et comprend les tumeurs limitées à l'urothélium (couche la plus interne de la vessie). Ces tumeurs peuvent être classées comme de bas grade ou de haut grade en fonction de leur agressivité et de leur probabilité de récidive et de progression.

- Tumeurs Ta/T1 de bas grade : Ces tumeurs se développent généralement lentement et présentent un risque plus faible de récidive et de progression. Le traitement peut impliquer une résection transurétrale de la tumeur de la vessie (TURBT), suivie d'un traitement intravésical (instillation de médicaments de chimiothérapie ou d'immunothérapie dans la vessie) pour réduire le risque de récidive.

- Tumeurs Ta/T1 de haut grade : Les tumeurs de haut grade sont plus agressives et présentent un risque plus élevé de récidive et de progression vers une maladie invasive. Le traitement implique souvent une RTUV suivie d'un traitement intravésical ou, dans de rares cas, d'une cystectomie précoce (ablation chirurgicale de la vessie) pour éviter la progression de la maladie.

2. Carcinome in situ (CIS) : Le CIS est une forme de cancer de la vessie non invasif de haut grade définie par la présence de cellules aberrantes limitées à l'urothélium. Bien que le CIS ne pénètre pas dans le muscle de la vessie, il présente un risque important d'évoluer vers une maladie invasive s'il n'est pas traité. Le traitement peut comprendre un traitement intravésical ou une cystectomie précoce, selon l'étendue et l'agressivité de la maladie.

Cancer invasif de la vessie

Le cancer invasif de la vessie fait référence aux cancers qui ont percé la couche musculaire de la paroi de la vessie et peuvent s'étendre aux tissus ou aux organes environnants. Ce type de cancer de la vessie est plus agressif et comporte un risque plus élevé de métastases (propagation à d'autres régions du corps). Le cancer invasif de la vessie est souvent divisé en de nombreux sous-groupes en fonction de l'étendue de l'invasion et des caractéristiques histologiques.

1. Cancer de la vessie à invasion musculaire (MIBC) : Le MIBC représente un pourcentage plus faible de patients atteints d'un cancer de la vessie, mais il est associé à un pronostic plus sombre que celui des maladies non invasives. Ces tumeurs ont pénétré la couche musculaire de la paroi de la vessie et peuvent s'étendre aux tissus voisins tels que la prostate, l'utérus ou la paroi pelvienne. Le traitement du MIBC implique souvent une cystectomie radicale (ablation chirurgicale de la vessie) avec ou sans chimiothérapie ou radiothérapie préopératoire.

2. Cancer de la vessie métastatique: Le cancer de la vessie métastatique survient lorsque les cellules cancéreuses se déplacent de la vessie vers des organes ou des ganglions lymphatiques distants. Les emplacements courants de métastases comprennent les ganglions lymphatiques, le foie, les poumons et les os. Le cancer de la vessie métastatique est associé à une espérance de vie considérablement réduite et nécessite un traitement systémique, tel qu'une chimiothérapie, une immunothérapie ou un traitement ciblé, pour gérer la maladie et améliorer la qualité de vie.

Systèmes de mise en scène

Les systèmes de stadification sont utilisés pour diagnostiquer le cancer de la vessie en fonction de l'étendue de la propagation de la maladie et orienter les options de traitement. Les deux méthodes de stadification les plus souvent utilisées pour le cancer de la vessie sont le système de stadification TNM et le système de stadification de l'American Joint Committee on Cancer (AJCC).

1. Système de classification TNM : Le système de classification TNM classe le cancer de la vessie en fonction de trois facteurs principaux : la taille et l'invasion de la tumeur (T), l'atteinte des ganglions lymphatiques (N) et les métastases à distance (M). Les tumeurs sont classées de Ta (non invasive) à T4 (invasive), avec des sous-catégories supplémentaires indiquant le niveau d'invasion et de propagation de la tumeur.

2. Système de mise en scène AJCC : Le système de classification AJCC intègre les informations du système de classification TNM pour attribuer un groupe de stades global au cancer de la vessie. Les stades varient de 0 (non invasif) à IV (métastatique), avec d'autres subdivisions basées sur la taille de la tumeur, l'atteinte des ganglions lymphatiques et les métastases à distance.

Une stadification précise du cancer de la vessie est essentielle pour évaluer le pronostic et orienter les décisions thérapeutiques. L'évaluation multidisciplinaire et la stadification peuvent impliquer une combinaison d'imagerie, de cystoscopie, de biopsie et d'autres tests de diagnostic pour évaluer l'ampleur de la dissémination de la maladie et ajuster les schémas thérapeutiques aux besoins individuels des patients. La détection précoce et la prise en charge précoce du cancer de la vessie sont cruciales pour améliorer les résultats et maximiser les taux de survie des patients affectés.

Chapitre 4 : Options de traitement

Chirurgie

La chirurgie est la principale option de traitement du cancer de la vessie, en particulier pour les maladies localisées ou les situations dans lesquelles la tumeur a pénétré dans la couche musculaire de la paroi de la vessie. Plusieurs méthodes chirurgicales peuvent être pratiquées en fonction du stade et de l'étendue du cancer :

1. Résection transurétrale de tumeur de la vessie (TURBT) : TURBT est une technique mini-invasive réalisée à l'aide d'un cystoscope introduit par l'urètre. Il est utilisé pour éliminer les cancers de la vessie non invasifs ou superficiels et pour obtenir des échantillons de tissus pour biopsie.

2. Cystectomie partielle : Dans certains cas où la tumeur est limitée à une petite partie de la paroi vésicale, une partie de la vessie peut être retirée chirurgicalement tout en préservant la fonction vésicale.

3. Cystectomie radicale : La cystectomie radicale implique l'ablation chirurgicale de la totalité de la vessie, des ganglions lymphatiques voisins et des organes environnants (tels que la prostate ou l'utérus) en cas de cancer agressif de la vessie. Des traitements de dérivation urinaire, tels que la reconstruction du conduit iléal ou de la néovessie, sont effectués pour réorienter le flux urinaire et maintenir la continence urinaire.

4. Dissection des ganglions lymphatiques pelviens : La dissection des ganglions lymphatiques peut être réalisée en même temps qu'une cystectomie pour retirer les ganglions lymphatiques voisins et évaluer la propagation de la malignité.

Chimiothérapie

La chimiothérapie est une stratégie de traitement systémique qui implique l'utilisation de produits chimiques pour éliminer les cellules cancéreuses ou arrêter leur croissance. Il peut être administré avant ou après la chirurgie, selon le stade et la gravité de la tumeur maligne. La chimiothérapie peut être utilisée des manières suivantes :

1. **Chimiothérapie néoadjuvante :** Administrée avant la chirurgie, la chimiothérapie néoadjuvante vise à réduire la tumeur, la rendant plus opérable et minimisant le risque de récidive de la maladie.

2. Chimiothérapie adjuvante : Administrée après une intervention chirurgicale, la chimiothérapie adjuvante aide à éliminer les cellules cancéreuses restantes et réduit le risque de récidive du cancer.

3. Chimiothérapie pour les maladies avancées : En cas de cancer de la vessie métastatique ou non résécable, la chimiothérapie peut être administrée comme traitement principal pour gérer la maladie, réduire les symptômes et améliorer la qualité de vie.

Immunothérapie

L'immunothérapie utilise le système immunitaire du corps pour reconnaître et combattre les cellules cancéreuses. Le principal type d'immunothérapie utilisé pour le cancer de la vessie est celui des inhibiteurs de points de contrôle immunitaires, qui bloquent les protéines qui suppriment la réponse immunitaire. Les principaux médicaments utilisés en immunothérapie pour le cancer de la vessie comprennent :

1. Inhibiteurs PD-1/PD-L1 : Des médicaments tels que le pembrolizumab, le nivolumab et l'atezolizumab ciblent la voie PD-1/PD-L1 pour stimuler l'activation du système immunitaire contre les cellules cancéreuses de la vessie.

2. Thérapie Bacillus Calmette-Guérin (BCG): Le BCG est une forme d'immunothérapie utilisée pour le cancer de la vessie non invasif sur le plan musculaire. Il est administré directement dans la vessie pour déclencher une réponse immunitaire et prévenir la récidive du cancer.

L'immunothérapie a transformé le paysage thérapeutique du cancer de la vessie, en particulier pour les maladies avancées pour lesquelles les traitements standards peuvent échouer.

Radiothérapie

La radiothérapie utilise des faisceaux à haute énergie pour tuer les cellules cancéreuses ou réduire les tumeurs. Il peut être utilisé seul ou en association avec une intervention chirurgicale ou une chimiothérapie pour le traitement du cancer de la vessie. La radiothérapie pour le cancer de la vessie peut impliquer :

1. **Radiothérapie externe (EBRT) :** L'EBRT distribue des rayonnements provenant de l'extérieur

du corps à l'aide d'une machine, ciblant la tumeur et les tissus environnants.

2. Curiethérapie : La curiethérapie implique l'insertion de sources radioactives directement dans ou autour de la tumeur, fournissant de fortes doses de rayonnement à la localisation du cancer tout en minimisant l'exposition aux tissus sains environnants.

La radiothérapie peut être utilisée comme traitement primaire du cancer de la vessie dans les cas où la chirurgie n'est pas viable ou comme traitement palliatif pour soulager les symptômes et améliorer la qualité de vie en cas de maladie avancée.

Thérapie ciblée

La thérapie ciblée se concentre sur des cibles moléculaires spécifiques impliquées dans la croissance et la progression du cancer. Bien qu'elles ne soient pas encore aussi fréquemment utilisées que d'autres techniques thérapeutiques pour le cancer de la vessie, les thérapies ciblées montrent un potentiel dans des cas spécifiques, en particulier dans les maladies avancées ou métastatiques. Les options thérapeutiques ciblées pour le cancer de la vessie peuvent inclure :

1. Inhibiteurs du FGFR : Des médicaments ciblant les mutations ou les modifications du récepteur du facteur de croissance des fibroblastes (FGFR), comme l'erdafitinib, sont à l'étude pour le traitement du cancer de la vessie avancé.

2. Inhibiteurs de l'EGFR : Les inhibiteurs du récepteur du facteur de croissance épidermique (EGFR), tels que le cetuximab, peuvent être administrés en association avec une chimiothérapie chez certaines personnes atteintes d'un cancer de la vessie métastatique.

3. Inhibiteurs PI3K/AKT/mTOR : Les inhibiteurs de la voie PI3K/AKT/mTOR sont examinés dans des essais cliniques pour leur implication potentielle dans le traitement du cancer de la vessie, en particulier chez les patients résistants au traitement conventionnel.

Les choix de traitement du cancer de la vessie continuent d'évoluer, les progrès en matière de chirurgie, de chimiothérapie, d'immunothérapie, de radiothérapie et de thérapie ciblée apportant un nouvel espoir aux patients. Le travail d'équipe multidisciplinaire et les techniques de traitement adaptées sont essentiels pour améliorer les résultats et la qualité de vie des personnes atteintes d'un cancer de la vessie.

Chapitre 5 : Gérer les effets secondaires

Faire face aux effets secondaires du traitement

La gestion des effets secondaires est un élément essentiel du traitement du cancer, en particulier du traitement du cancer de la vessie. Bien que les effets secondaires du traitement puissent varier en fonction de la modalité individuelle utilisée, il existe plusieurs façons courantes d'y faire face :

1. Ouvrir le contact : Maintenez un contact ouvert et honnête avec votre médecin au sujet de tout effet secondaire que vous ressentez. Ils peuvent vous fournir des orientations et un soutien, et même modifier votre plan de traitement pour minimiser l'inconfort.

2. Gestion des symptômes : Travaillez avec votre médecin pour gérer les effets secondaires particuliers tels que les nausées, l'épuisement, l'inconfort et les difficultés urinaires. Des médicaments, des ajustements du mode de vie et des thérapies de soutien (par exemple, acupuncture, massage) peuvent être prescrits pour soulager les symptômes.

3. Nutrition et hydratation : Maintenez une alimentation équilibrée et riche en nutriments pour soutenir votre santé et votre bien-être général pendant le traitement. Restez hydraté en buvant beaucoup de liquides, mais évitez l'alcool et la caféine, qui peuvent irriter la vessie.

4. Activité physique : Pratiquez une activité physique fréquente selon votre tolérance pour aider à surmonter la fatigue, améliorer votre humeur et maintenir votre force et votre endurance. Consultez votre équipe soignante avant de commencer toute routine de conditionnement physique et adaptez les activités en fonction de votre niveau d'énergie et des effets secondaires du traitement.

5. Aide émotionnelle : Recherchez l'aide émotionnelle de vos amis, de votre famille, de groupes de soutien ou de spécialistes de la santé mentale pour faire face aux problèmes émotionnels liés au diagnostic et au traitement du cancer de la vessie. Partager vos sentiments et vos expériences avec ceux qui comprennent peut apporter du réconfort et de la perspicacité.

6. Techniques corps-esprit : Pratiquez des techniques de relaxation telles que la respiration profonde, la méditation, le yoga ou l'imagerie guidée pour réduire le stress et l'anxiété et augmenter le bien-être général. Ces approches peuvent vous aider à faire face aux défis liés au traitement et à renforcer votre résilience.

7. Soins personnels : Donnez la priorité aux activités de soins personnels qui vous apportent réconfort et joie, qu'il s'agisse de passer du temps avec vos proches, de pratiquer des passe-temps ou de vous lancer dans des activités créatives. Prendre soin de vos besoins émotionnels et psychologiques est tout aussi vital que contrôler les effets secondaires physiques.

Soins de soutien

Les soins de soutien jouent un rôle clé dans la réduction des effets secondaires et l'amélioration de la qualité de vie des personnes recevant un traitement contre le cancer de la vessie. Voici quelques mesures de soins de soutien largement utilisées :

1. Gestion de la douleur : Si vous ressentez des douleurs dues au cancer de la vessie ou à son traitement, votre équipe soignante peut vous prescrire des médicaments ou d'autres mesures pour vous aider à soulager l'inconfort et à améliorer votre qualité de vie.

2. Soutien diététique : Un diététiste certifié peut vous donner des conseils diététiques personnalisés pour vous aider à maintenir un apport alimentaire adéquat, à gérer les effets secondaires liés au traitement (tels que les nausées et les changements de goût) et à favoriser votre santé et votre bien-être en général.

3. Physiothérapie : Les physiothérapeutes peuvent proposer des exercices, des étirements et des stratégies pour améliorer la mobilité, la force et la fonction pendant et après le traitement du cancer de la vessie. Ils peuvent également traiter des troubles particuliers tels que l'incontinence urinaire ou le dysfonctionnement du plancher pelvien.

4. Soutien psychosocial : Les services de soutien psychosocial, notamment des conseils, des groupes de soutien et des ressources pour faire face au stress, à l'anxiété et à la dépression, peuvent vous aider à gérer les obstacles émotionnels liés au diagnostic et au traitement du cancer de la vessie.

5. Soins palliatifs : Les médecins en soins palliatifs se concentrent sur la réduction des symptômes, la gestion de la douleur et l'amélioration de la qualité de vie des personnes atteintes de maladies graves telles que le cancer de la vessie. Les soins palliatifs peuvent être dispensés avec un traitement curatif et ne se limitent pas aux soins de fin de vie.

6. Surveillance et suivi continus : Des consultations de suivi régulières avec votre équipe de soins sont essentielles pour surveiller la réponse au traitement, gérer les effets secondaires et résoudre tout problème nouveau ou persistant. Ces rendez-vous permettent une évaluation continue et une révision de votre plan de soins si nécessaire.

Minimiser les effets secondaires et fournir des soins de soutien sont des éléments clés du traitement du cancer de la vessie.

Chapitre 6 : Vivre avec un cancer de la vessie

Modifications du mode de vie

Vivre avec un cancer de la vessie implique souvent de modifier son mode de vie pour maximiser sa santé, gérer ses symptômes et favoriser son bien-être général. Voici quelques ajustements du mode de vie qui pourraient bénéficier aux patients atteints d'un cancer de la vessie :

1. Arrêtez de fumer : Si vous fumez, arrêter de fumer est l'un des actes les plus essentiels que vous puissiez poser pour améliorer votre santé et réduire le risque de récidive du cancer. L'arrêt du tabac peut également accroître l'efficacité du traitement du cancer de la vessie et réduire le risque de problèmes.

2. Alimentation saine : Adopter une alimentation équilibrée, riche en fruits, légumes, grains entiers et protéines maigres, peut fournir les nutriments nécessaires et favoriser la santé générale. Limiter la consommation de plats transformés, de viande rouge et d'alcool peut également être avantageux.

3. Restez hydraté : Boire suffisamment de liquides, en particulier de l'eau, peut aider à maintenir l'hydratation et à favoriser la santé de la vessie. Cependant, les personnes atteintes d'un cancer de la vessie devront peut-être éviter certaines boissons (telles que l'alcool, la caféine et les jus d'agrumes) qui pourraient irriter la vessie et augmenter les symptômes.

4. Faites de l'exercice régulièrement : S'engager dans une activité physique régulière, comme la marche, la natation ou le yoga, peut aider à augmenter les niveaux d'énergie, à réduire le stress et à améliorer le bien-être général. Discutez avec votre personnel de santé des options d'exercice appropriées en fonction de votre état de santé et de votre plan de traitement.

5. Gérer le stress : Le stress chronique peut nuire considérablement à la santé physique et émotionnelle. Il est donc crucial de trouver des techniques efficaces de gestion du stress. Les techniques de relaxation, la méditation de pleine conscience et la participation à des activités agréables peuvent aider à réduire le stress et à favoriser la relaxation.

6. Maintenir un poids santé : Le maintien d'un poids santé grâce à un régime alimentaire et à l'exercice physique peut contribuer à réduire le risque de récidive du cancer, à améliorer les résultats du traitement et à favoriser la santé et le bien-être en général.

Bien-être émotionnel

Le bien-être émotionnel est un élément essentiel de la vie avec un cancer de la vessie et peut affecter considérablement la qualité de vie. Faire face aux problèmes émotionnels liés à un diagnostic de cancer implique du soutien, de la persévérance et des soins personnels. Voici quelques façons d'améliorer le bien-être émotionnel :

1. Recherchez de l'aide : Connectez-vous avec des amis, des membres de votre famille, des groupes de soutien ou des experts en santé mentale qui peuvent vous apporter empathie, compréhension et soutien pratique. Partager vos sentiments et vos expériences avec des personnes qui ont vécu des situations similaires peut être rassurant et responsabilisant.

2. Pratiquez les soins personnels : Donnez la priorité aux activités de soins personnels qui favorisent la relaxation, le plaisir et l'auto-compassion. Participez à des activités qui vous procurent du plaisir, qu'il s'agisse de passer du temps à l'extérieur, de pratiquer des passe-temps ou de pratiquer la méditation de pleine conscience.

3. Restez informé : Renseignez-vous sur le cancer de la vessie, les options de traitement et les pratiques de soins personnels pour vous responsabiliser et prendre des décisions éclairées concernant vos soins de santé. Cependant, soyez conscient de la surcharge d'informations et recherchez des sources d'informations crédibles.

4. Exprimez-vous : Exprimer vos pensées, vos sentiments et vos préoccupations par le biais d'un journal, de la peinture ou d'activités créatives peut être thérapeutique et vous aider à gérer les émotions liées à votre parcours contre le cancer.

5. Répondre aux besoins en matière de santé mentale : Si vous présentez des signes d'anxiété, de dépression ou d'autres problèmes de santé mentale, n'hésitez pas à demander l'aide d'un expert. Les spécialistes de la santé mentale peuvent vous prodiguer des conseils, une thérapie ou une gestion des médicaments pour favoriser votre bien-être émotionnel.

Ressources d'assistance

L'accès aux ressources et services de soutien peut vous apporter une aide pratique, des connaissances et un soutien émotionnel tout au long de votre parcours contre le cancer de la vessie. Voici quelques ressources à considérer :

1. Organisations de soutien au cancer : Des organisations telles que l'American Cancer Society, CancerCare et le Bladder Cancer Advocacy Network (BCAN) proposent un large éventail de ressources, notamment du matériel pédagogique, des groupes de soutien et des programmes d'aide financière.

2. Communautés en ligne : Les forums en ligne, les groupes de médias sociaux et les communautés de soutien virtuelles permettent d'interagir avec d'autres personnes touchées par le cancer de la vessie, de partager des expériences et de s'offrir un soutien mutuel.

3. Navigateurs de patients : Les navigateurs de patients ou les travailleurs sociaux en oncologie peuvent vous aider à naviguer dans le système de santé, à localiser les ressources et à coordonner les soins tout au long de votre parcours de traitement du cancer de la vessie.

4. Essais cliniques : Les essais cliniques offrent aux personnes atteintes d'un cancer de la vessie l'accès à des thérapies révolutionnaires et à des opportunités de recherche. Discutez avec votre équipe soignante pour savoir si la participation à une étude clinique pourrait vous convenir.

5. Services de soins de soutien : Les services de soins palliatifs et de soins de soutien se concentrent sur le traitement des symptômes, l'amélioration de la qualité de vie et la réponse aux besoins psychosociaux des patients atteints de cancer et de leurs familles.

Vivre avec un cancer de la vessie nécessite une stratégie holistique qui couvre les préoccupations physiques, émotionnelles et pratiques. En modifiant leur mode de vie, en donnant la priorité au bien-être mental et en accédant à des réseaux de soutien, les personnes atteintes d'un cancer de la vessie peuvent améliorer leur qualité de vie et vivre leur expérience du cancer avec résilience et autonomisation.

Chapitre 7 : Survie et soins de suivi

Surveillance à long terme

Les soins de survie et de suivi sont des éléments cruciaux du continuum de soins pour les personnes qui ont terminé leur traitement contre le cancer de la vessie. La surveillance à long terme comprend des consultations de suivi régulières avec des experts de la santé pour vérifier les récidives, gérer les effets tardifs du traitement et répondre aux problèmes de santé persistants. Voici quelques éléments essentiels de la surveillance à long terme des survivants du cancer de la vessie :

1. Programme de suivi : Votre équipe soignante élaborera un programme de suivi basé sur le stade et le type de cancer de la vessie, le traitement reçu et les facteurs de risque individuels. Les rendez-vous de suivi peuvent être initialement plus fréquents et progressivement espacés dans le temps.

2. Examens physiques : Des examens physiques réguliers, notamment des examens pelviens et un sondage de l'abdomen, aident les prestataires de soins à surveiller tout signe de récidive ou d'évolution du cancer de la vessie. Votre équipe soignante peut également effectuer des analyses de sang et des examens d'imagerie standard dans le cadre de l'évaluation.

3. Cystoscopie : La cystoscopie est une méthode importante pour surveiller la récidive du cancer de la vessie. Des cystoscopies de suivi peuvent être effectuées à intervalles réguliers pour visualiser l'intérieur de la vessie et rechercher toute croissance anormale ou modification de la muqueuse de la vessie.

4. Examens d'imagerie : En fonction de votre situation particulière, des examens d'imagerie tels que des tomodensitogrammes, des IRM ou des échographies peuvent être indiqués pour évaluer la vessie, les reins et les structures environnantes à la recherche de tout signe de récidive ou de métastases.

5. Tests urinaires : Des tests d'urine périodiques, y compris une cytologie urinaire et une analyse d'urine, peuvent être effectués pour détecter toute cellule anormale ou symptôme de récidive du cancer de la vessie.

6. Surveillance des symptômes : Faites attention à tout symptôme nouveau ou persistant tel que du sang dans les urines, des modifications urinaires, des douleurs pelviennes ou une perte de poids inexpliquée. Signalez rapidement tout symptôme préoccupant à votre équipe soignante pour une enquête plus approfondie.

Mesures préventives

En plus d'une surveillance fréquente, les survivants du cancer de la vessie peuvent déployer des efforts proactifs pour réduire le risque de récidive du cancer et promouvoir la santé et le bien-être en général. Voici quelques mesures préventives à considérer :

1. Arrêt du tabac : Si vous fumez, arrêter de fumer est l'une des mesures les plus essentielles que vous puissiez prendre pour réduire le risque de récidive du cancer de la vessie et améliorer votre santé globale. Évitez l'exposition à la fumée secondaire et à d'autres toxines environnementales dans la mesure du possible.

2. Mode de vie sain : Adopter un mode de vie sain comprenant de l'exercice fréquent, une alimentation équilibrée et le maintien d'un poids santé contribuera à réduire le risque de récidive du cancer et à améliorer la santé globale. Visez une alimentation riche en fruits, légumes, grains entiers et protéines maigres, et minimisez la consommation d'aliments transformés, de viande rouge et d'alcool.

3. Restez hydraté : Boire beaucoup de liquides, en particulier de l'eau, peut aider à maintenir la santé des voies urinaires et réduire le risque d'inconfort ou d'infection de la vessie. Essayez de consommer au moins huit verres d'eau chaque jour et évitez la consommation excessive de caféine, d'alcool et d'autres irritants de la vessie.

4. Protection solaire : Protégez votre peau de l'exposition au soleil en utilisant un écran solaire, des vêtements de protection et en recherchant de l'ombre lorsque vous êtes à l'extérieur. Les personnes qui ont suivi un traitement contre le cancer de la vessie peuvent courir un risque accru de développer certaines tumeurs cutanées malignes. Une protection solaire est donc très nécessaire.

5. Examens médicaux réguliers : Assistez à des réunions de suivi régulières avec votre équipe soignante et participez aux tests de dépistage du cancer recommandés, comme des coloscopies ou des mammographies, comme indiqué en fonction de votre âge, de votre sexe et de vos facteurs de risque spécifiques.

Gestion des récidives

Malgré les meilleures mesures préventives, une récidive du cancer de la vessie peut survenir. Si le cancer réapparaît, il est crucial de le traiter rapidement avec des mesures thérapeutiques et de soins adaptées. Voici quelques considérations pour gérer la récidive du cancer de la vessie :

1. Options de traitement : L'approche thérapeutique du cancer de la vessie récurrent dépend de nombreux aspects, notamment la localisation et l'étendue de la récidive, les traitements antérieurs suivis et l'état de santé individuel. Les options de traitement peuvent inclure la chirurgie, la chimiothérapie, l'immunothérapie, la radiothérapie ou une combinaison de ces méthodes.

2. Essais cliniques : Envisagez de vous inscrire à des essais cliniques testant des médicaments ou des méthodes thérapeutiques innovantes pour le cancer de la vessie récurrent. Les essais cliniques offrent l'accès à des médicaments révolutionnaires et à des possibilités de recherche susceptibles d'améliorer les résultats pour les personnes atteintes d'une maladie récurrente.

3. Soins multidisciplinaires : Recherchez des soins auprès d'une équipe multidisciplinaire de spécialistes de la santé possédant une expertise dans la gestion des récidives du cancer de la vessie. Votre plan de traitement peut impliquer une coordination entre des urologues, des oncologues médicaux, des radio-oncologues et d'autres médecins pour améliorer les résultats et la qualité de vie.

4. Soins de soutien : En plus de la thérapie dirigée contre le cancer, les interventions de soins de soutien peuvent aider à gérer les symptômes, à atténuer les effets indésirables du traitement et à améliorer la qualité de vie des patients atteints d'un cancer de la vessie récurrent. Les services de soins palliatifs peuvent fournir un soutien holistique pour répondre aux besoins physiques, émotionnels et psychosociaux tout au long de l'expérience du cancer.

En participant à une surveillance fréquente, en adoptant des mesures préventives et en traitant rapidement tout indicateur de récidive, les survivants du cancer de la vessie peuvent optimiser leur santé, réduire le risque de récidive du cancer et améliorer leur qualité de vie globale.

Chapitre 8 : Progrès dans la recherche sur le cancer de la vessie

Thérapies émergentes

Les progrès de la recherche sur le cancer de la vessie ont conduit au développement de nouveaux médicaments visant à améliorer les résultats du traitement et la qualité de vie des personnes touchées par cette maladie. Les thérapies émergentes contre le cancer de la vessie comprennent différentes méthodes, notamment l'immunothérapie, la thérapie ciblée, la thérapie génique et les systèmes innovants d'administration de médicaments. Voici quelques développements importants dans la recherche sur le cancer de la vessie :

1. Immunothérapie : L'immunothérapie est apparue comme une stratégie de traitement viable pour le cancer de la vessie, en particulier pour les personnes atteintes d'une maladie avancée ou métastatique. Les inhibiteurs de points de contrôle immunitaires, tels que le pembrolizumab, l'atezolizumab et le nivolumab, ciblent les protéines qui suppriment la réponse immunitaire, permettant ainsi au système immunitaire de reconnaître et de combattre les cellules cancéreuses. Ces médicaments ont montré leur efficacité dans l'amélioration de la survie globale et de la survie sans progression chez les patients atteints d'un cancer de la vessie avancé.

2. Thérapie ciblée : La thérapie ciblée se concentre sur des cibles moléculaires spécifiques impliquées dans la croissance et la progression du cancer. Les agents ciblant les mutations ou les modifications du récepteur du facteur de croissance des fibroblastes

(FGFR), tels que l'erdafitinib et le pemigatinib, se sont révélés prometteurs dans les essais cliniques pour le traitement du cancer de la vessie avancé. D'autres traitements ciblés en cours de développement comprennent les inhibiteurs de la voie PI3K/AKT/mTOR et les inhibiteurs du récepteur du facteur de croissance épidermique (EGFR).

3. Thérapie génique : La thérapie génique comprend le transfert de matériel génétique à des cellules spécifiques pour affecter leur fonction ou leur comportement. Dans la recherche sur le cancer de la vessie, les approches de thérapie génique visent à limiter la croissance tumorale, à induire l'apoptose (mort cellulaire) ou à améliorer les réponses immunitaires aux cellules cancéreuses. Des essais cliniques portant sur la thérapie génique pour le cancer de la vessie sont en cours et donnent des résultats préliminaires prometteurs.

4. Nouveaux systèmes d'administration de médicaments : Les progrès dans les systèmes d'administration de médicaments ont contribué au développement de thérapies ciblées et localisées contre le cancer de la vessie. Les systèmes d'administration de médicaments à base de nanoparticules, les formulations liposomales et les techniques d'administration intravésicale de médicaments permettent une administration précise de médicaments thérapeutiques dans la vessie tout en limitant les effets secondaires systémiques. Ces nouvelles techniques ont le potentiel d'améliorer l'efficacité thérapeutique et de diminuer la toxicité liée au traitement.

5. Médicaments combinés : Des médicaments combinés ciblant plusieurs voies impliquées dans la croissance et la progression du cancer de la vessie sont étudiés pour améliorer l'efficacité thérapeutique et surmonter les mécanismes de résistance. Des combinaisons de médicaments d'immunothérapie, de traitements ciblés, de chimiothérapie et de radiothérapie sont examinées dans le cadre d'essais cliniques afin de déterminer leur sécurité et leur efficacité dans le traitement du cancer de la vessie.

Essais cliniques

Les essais cliniques jouent un rôle clé dans la promotion de la recherche sur le cancer de la vessie en évaluant de nouveaux médicaments, en développant de nouvelles techniques thérapeutiques et en élargissant la compréhension de la biologie de la maladie. La participation aux essais cliniques permet aux patients éligibles d'accéder à des médicaments de pointe et contribue au progrès des connaissances scientifiques. Voici quelques éléments majeurs des essais cliniques sur le cancer de la vessie :

1. **Médicaments expérimentaux :** Les essais cliniques peuvent étudier l'innocuité et l'efficacité de nouveaux médicaments, notamment les médicaments d'immunothérapie, les thérapies ciblées, la thérapie génique et les schémas thérapeutiques combinés, pour différents stades et sous-types de cancer de la vessie.

2. **Éligibilité des patients :** Les conditions d'éligibilité aux essais cliniques sur le cancer de la vessie varient en fonction de facteurs tels que le stade de la maladie, les traitements antérieurs reçus, l'âge, l'état de performance et les caractéristiques moléculaires uniques de la tumeur. Votre équipe soignante peut vous aider à évaluer si vous répondez

aux critères de qualification pour un essai clinique particulier.

3. Conception d'essai : Les essais cliniques peuvent être planifiés sous forme d'essais de phase I, de phase II ou de phase III, chacun jouant un rôle différent dans le test des médicaments expérimentaux. Les essais de phase I analysent la sécurité et déterminent le dosage optimal d'un nouveau médicament, tandis que les essais de phase II évaluent l'efficacité et les régimes de traitement idéaux. Les essais de phase III évaluent la nouvelle thérapie par rapport à un traitement régulier ou à un placebo pour déterminer son efficacité.

4. Consentement éclairé : Avant de participer à une étude clinique, vous obtiendrez des informations complètes sur l'essai, y compris son objectif, ses risques et avantages potentiels, ses procédures de traitement et ses alternatives. Il vous sera demandé de soumettre un consentement éclairé indiquant que vous êtes au courant de l'essai et que vous souhaitez y participer.

5. Suivi et surveillance : Tout au long de la recherche, les participants bénéficient d'une surveillance médicale régulière et d'évaluations de suivi pour évaluer la réponse au traitement, contrôler les effets indésirables et maintenir la sécurité des patients. Une communication étroite entre les participants et l'équipe de recherche est vitale pour l'efficacité des études cliniques.

Les progrès de la recherche sur le cancer de la vessie modifient rapidement le paysage du traitement du cancer de la vessie et apportent un nouvel espoir aux patients. Les médicaments émergents, notamment l'immunothérapie, la thérapie ciblée, la thérapie génique et les nouveaux systèmes d'administration de médicaments, sont prometteurs pour améliorer les résultats et la qualité de vie des personnes touchées par cette maladie. La participation aux essais cliniques est essentielle pour promouvoir l'innovation et accélérer les progrès dans la recherche et le traitement du cancer de la vessie.

Chapitre 9 : Histoires personnelles d'espoir et de résilience

Points de vue des patients

Les histoires personnelles d'espoir et de persévérance de patients attcints d'un cancer de la vessie sont source d'inspiration, d'encouragement et d'informations utiles sur les difficultés et les succès liés à la vie avec cette maladie. Voici quelques récits réconfortants de personnes qui ont affronté le cancer de la vessie avec courage et résilience :

1. Le voyage de Jane : Jane, une femme pleine d'entrain d'une cinquantaine d'années, a reçu un diagnostic de cancer de la vessie après avoir présenté des symptômes urinaires récurrents. Malgré le choc de son diagnostic, Jane a accueilli son traitement avec dévouement et positivité. Elle a subi une intervention chirurgicale pour enlever la tumeur, suivie d'une chimiothérapie et d'une immunothérapie. Tout au long de son parcours, Jane a trouvé la force de nouer des liens avec d'autres patients, d'échanger des expériences et de se soutenir mutuellement dans les moments difficiles. Aujourd'hui, Jane milite avec ferveur en faveur de la sensibilisation et de l'autonomisation face au cancer de la vessie, apportant espoir et encouragement à d'autres personnes confrontées à des problèmes similaires.

2. Le miracle de Marc : Mark, un mari dévoué et père de deux enfants, a reçu un diagnostic tragique de cancer de la vessie avancé à l'âge de 40 ans. Malgré le pronostic sombre, Mark a refusé de perdre espoir et a suivi un plan de traitement difficile comprenant une intervention chirurgicale, une chimiothérapie et une radiothérapie. thérapie. Tout au long de son traitement, Mark a puisé sa force dans l'amour et le soutien de sa famille et de ses amis, ainsi que dans sa foi inébranlable. Contre toute attente, le cancer de Mark a réagi à la thérapie, et il est maintenant guéri du cancer, chérissant chaque jour comme un beau cadeau et partageant son histoire de force avec les autres.

3. La survie de Sarah : Sarah, enseignante à la retraite et jardinière passionnée, a reçu un diagnostic de cancer de la vessie non invasif à la suite d'un examen régulier. Déterminée à combattre la maladie avec grâce et ténacité, Sarah a subi de nombreuses opérations et séries de thérapies intravésicales pour tenir le cancer à distance. Malgré les conséquences physiques et émotionnelles de sa thérapie, Sarah restait pleine d'espoir et appréciait chaque journée. Elle a cherché refuge dans la nature, passant du temps dans son jardin et trouvant la beauté et l'inspiration dans les choses les plus simples. Aujourd'hui, Sarah s'épanouit en tant que survivante du cancer de la vessie, embrassant la vie avec appréciation, résilience et un nouveau sens du but.

Expériences des soignants

Les soignants jouent un rôle clé dans le parcours des patients atteints d'un cancer de la vessie, en leur apportant amour, soutien et aide pratique pendant le diagnostic, le traitement et le rétablissement. Voici quelques exemples poignants d'aidants qui sont restés aux côtés de leurs proches avec une loyauté et une compassion inébranlables :

1. Le parcours de John en tant qu'aidant : John, un mari dévoué et soignant de sa femme Mary, a été nommé soignant après que Mary ait reçu un diagnostic de cancer de la vessie agressif. Malgré les difficultés et les incertitudes auxquelles ils ont été confrontés, John est resté aux côtés de Mary à chaque étape, lui offrant un soutien, un réconfort et des encouragements sans faille. Il assistait aux rendez-vous chez le médecin, aidait à gérer les ordonnances et apportait un soutien émotionnel à Mary dans les moments les plus difficiles. Le dévouement et le dévouement de John ont été une source de force et d'inspiration pour Mary, et ensemble, ils ont traversé les hauts et les bas du parcours de Mary contre le cancer avec amour et ténacité.

2. L'expérience d'Emily en tant que fille : La mère d'Emily, Margaret, a reçu un diagnostic de cancer de la vessie alors qu'Emily était à peine adolescente. En tant que principale soignante de Margaret, Emily a jonglé avec les pressions de l'école, du travail et des soins avec grâce et ténacité. Elle accompagnait sa mère à d'innombrables rendez-vous, lui offrait un soutien émotionnel pendant le traitement et l'aidait à gérer les activités et obligations ménagères. Malgré les obstacles liés à la prestation de soins dès son plus jeune âge, Emily est restée persistante dans son dévouement au bien-être de sa mère, trouvant la force dans leur lien et leur amour partagé. Le courage et la ténacité de Margaret ont motivé Emily à rechercher une carrière dans le domaine de la santé, où elle continue d'aider et de défendre les patients et les soignants confrontés à des difficultés similaires.

3. Le dévouement de David en tant que fils : Le père de David, James, a affronté le cancer de la vessie avec courage et détermination, accompagné à chaque étape par son fils dévoué. David a assumé le poste d'aidant naturel avec humilité et compassion, s'assurant que son père reçoive les meilleurs soins et soutien possibles tout au long de son parcours contre le cancer. Il a apporté un soutien émotionnel, aidé à planifier des visites médicales et offert une aide pratique pour les tâches quotidiennes et les soins personnels. Malgré le poids émotionnel de la maladie de son père, David est resté persistant dans son dévouement au bien-être de son père, chérissant chaque minute qu'ils partageaient et tirant la force de leur lien de père et de fils.

Les histoires personnelles d'espoir et de résilience de patients atteints d'un cancer de la vessie et de leurs soignants nous rappellent la capacité de l'esprit humain à surmonter l'adversité, à trouver un sens à des circonstances difficiles et à en ressortir plus fort et plus résilient que jamais. Ces histoires servent de phares d'espoir et d'inspiration, apportant encouragement et soutien à d'autres personnes confrontées à des problèmes similaires au cours de leur parcours contre le cancer.

Conclusion

En conclusion, ce livre sur le cancer de la vessie propose un examen complet de la maladie, couvrant de nombreux domaines allant de la compréhension de ses causes et symptômes à l'analyse des options de traitement, de la survie et des histoires personnelles d'espoir et de résilience. Le cancer de la vessie pose des problèmes majeurs, à la fois aux personnes diagnostiquées et à leurs soignants, mais il révèle également l'incroyable force et l'endurance de l'esprit humain face à l'adversité.

Au fil des pages de ce livre, les lecteurs ont obtenu un aperçu des dernières avancées dans la recherche sur le cancer de la vessie, notamment des médicaments émergents et des essais cliniques en cours qui semblent prometteurs pour améliorer les résultats des traitements et la qualité de vie. En comprenant les complexités du cancer de la vessie et en restant informées des progrès en matière de diagnostic, de traitement et de soins de soutien, les personnes touchées par cette maladie peuvent prendre des décisions éclairées, défendre leur santé et affronter leur parcours contre le cancer avec courage et résilience.

De plus, les expériences personnelles racontées dans ces pages servent de rappel convaincant de l'expérience humaine derrière les statistiques et la nomenclature technique. Des patients qui ont affronté le cancer de la vessie avec une ténacité sans faille aux soignants qui ont apporté un soutien et un amour persistants, ces récits inspirent l'espoir, créent la compréhension et soulignent l'importance de la compassion et de la connexion dans l'expérience du cancer.

Alors que nous réfléchissons à la sagesse collective, aux idées et aux expériences présentées dans ce livre, rappelons-nous que le cancer de la vessie n'est pas seulement un diagnostic mais un voyage marqué par des obstacles, des succès et des moments d'incroyable résilience. En nous unissant en tant que communauté, en sensibilisant, en finançant la recherche et en faisant preuve de compassion envers les personnes touchées par le cancer de la vessie, nous pouvons tendre vers un avenir où chaque personne diagnostiquée avec cette maladie peut trouver l'espoir, la guérison et un sens revitalisé du but. Ensemble, nous pouvons œuvrer pour un monde où le cancer de la vessie est non seulement traitable mais évitable, et où le récit de chaque survivant est celui de l'espoir, de la persévérance et du succès.

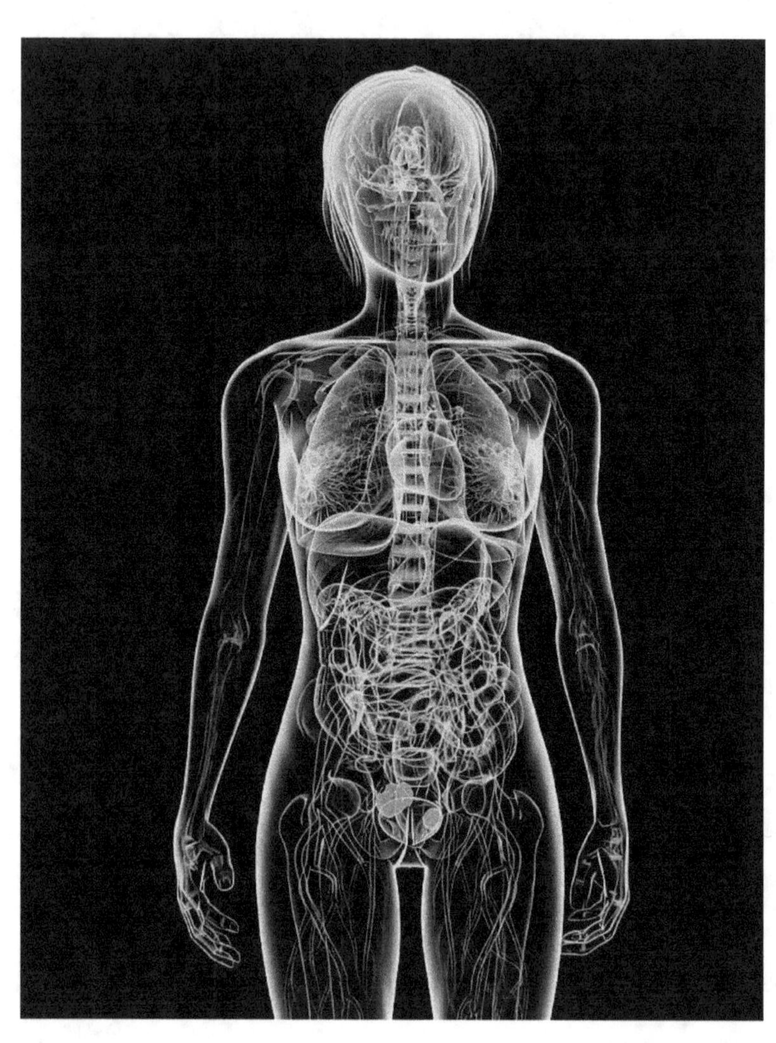